Louis-L. THOMSON

MÉDECIN-MAJOR

UN APERÇU

SUR LES

Hôpitaux Militaires

DE ROME

(Illustré)

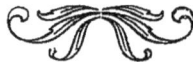

DIJON

IMPRIMERIE JOBARD

1917

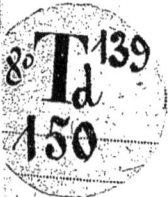

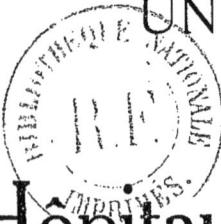

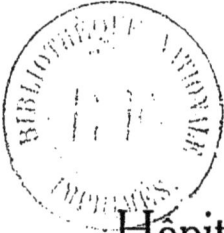

UN APERÇU

SUR LES

Hôpitaux Militaires de Rome

PAR

LOUIS-L. THOMSON

Auteur : *Through western Europe by motor cycle, L'aide cultivateur, Un voyage en Macédoine, La retraite de Serbie.*

Louis-L. THOMSON

=== MÉDECIN-MAJOR ===

UN APERÇU

SUR LES

Hôpitaux Militaires

DE ROME

(Illustré)

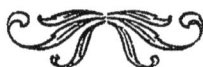

DIJON

IMPRIMERIE JOBARD

—

1917

PRÉFACE

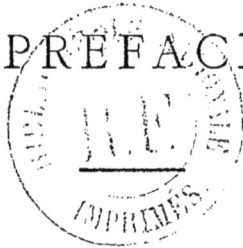

Retour de campagne en janvier 1916, ayant eu l'occasion de traverser rapidement l'Italie dans sa presque totalité de Bari à Modane, j'avais été frappé par le progrès économique d'un pays qui jusqu'alors était surtout connu comme la patrie de la beauté et de l'art.

La belle ville de Bari, ses rues larges et droites sillonnées de tramways, ses beaux monuments, son magnifique port à l'outillage moderne, le tout couronné par son ancien fort bien conservé m'avait produit la meilleure impression.

La rapidité du voyage, le passage en éclair à Rome ne me permit pas d'approfondir, mais l'installation des gares, les beaux quais d'embarquement en pierre de taille et l'application de l'électricité à la traction dans l'Italie du nord, tout cela m'avait donné le désir de mieux connaître notre alliée latine et cela surtout dans la partie qui me concerne : la partie médicale.

Un an plus tard, ayant droit à une permission, je fis la demande et obtins l'autorisation de passer quelques jours à Rome, afin de me renseigner sur l'organisation du service sanitaire de l'arrière et de visiter les principaux hôpitaux militaires.

Les pages qui suivent sont la description des principaux hôpitaux que j'ai vus.

Le résumé de ma visite, que je présente particulièrement à mes confrères du corps médical que le sujet peut intéresser, ne comporte aucune remarque sur la science médicale italienne, je me suis borné à donner un aperçu sur les installations des formations sanitaires, aussi bien permanentes que temporaires, qui fonctionnent actuellement en temps de guerre à Rome.

Au Ministère de la guerre italien, le colonel Francesco della Vallé, directeur du Service de santé, voulut bien m'autoriser à visiter les hôpitaux, et, pour faciliter ma tâche, me confia aux bons soins du commandant Mendes, qui mit l'empressement le plus cordial à me servir à la fois de guide et d'interprète.

DIJON, Janvier 1917.

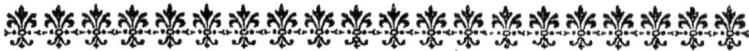

LE CELIO

L'hôpital du Celio est le principal hôpital militaire de Rome. Il est dirigé par le colonel Umberto Riva, officier aussi aimable que distingué, qui voulut bien être notre cicérone à travers les nombreux services de l'établissement. Le colonel Riva a la direction non seulement du Celio, mais la haute main sur tous les hôpitaux militaires de la ville.

Le Celio, situé sur celle des sept collines qui lui donne son nom, est à proximité du Colisée, sur les confins de la ville. Il est donc presque en pleine campagne et sa situation ne saurait être meilleure au point de vue sanitaire ; cet avantage est augmenté considérablement par une disposition des locaux qui mérite une description spéciale.

Le principal corps de bâtiment donnant dans une très large rue, est une vaste construction en pierre, à deux étages, dont l'architecture moderne présente un ensemble soigné et gracieux (voir photo). Mais c'est après avoir pénétré à l'intérieur que l'on est frappé par le souci de l'observation des règles d'hygiène qui a inspiré la disposition des autres bâtiments. Ceux-ci consistent en une double rangée de vastes pavillons à deux étages réunis entre eux à chaque étage par une galerie ouverte. La disposition de cette galerie est remarquable (voir photo).

Ce plan ingénieux permet un isolement absolu en cas de nécessité. Chaque unité étant absolument indépendante et possédant au rez-de-chaussée ses propres cuisines, réserves, lingeries, etc. Les autres étages sont réservés aux services médicaux proprement dits et à l'installation des malades.

Les salles se ressemblent dans tous les services : sol carrelé, murs ripolinés blancs à hauteur de 1^m50, au-dessus blanchis à la chaux ; tous les angles arrondis. Deux immenses poêles en faïence assurent le chauffage quand il est nécessaire, ce qui est rare. Le jour de ma visite (9 janvier), cela était inutile, la température étant fort douce, ce qui est la règle habituelle, me dit-on.

Les lits en fer laqués blancs, avec sommiers métalliques, sont largement espacés les uns des autres (intervalle de 2 mètres au moins).

La propreté de la literie est scrupuleusement observée. Selon la règle de l'armée italienne, les hommes sont tous rasés, ce qui, pour les malades, facilite les soins de propreté et qui contribue à rappeler dans les traits des Romains d'aujourd'hui les caractéristiques des Romains d'autrefois.

La salle d'opérations (que tous les pavillons ont semblable) répond à la meilleure conception possible sur ce sujet.

Le sol est en mosaïque, les murs et le plafond ripolinés blancs. Tous les angles sont supprimés. L'éclairage est fourni amplement soit par le plafond, soit par une vaste baie. Le minimum d'objets s'y rencontre. A part se trouvent

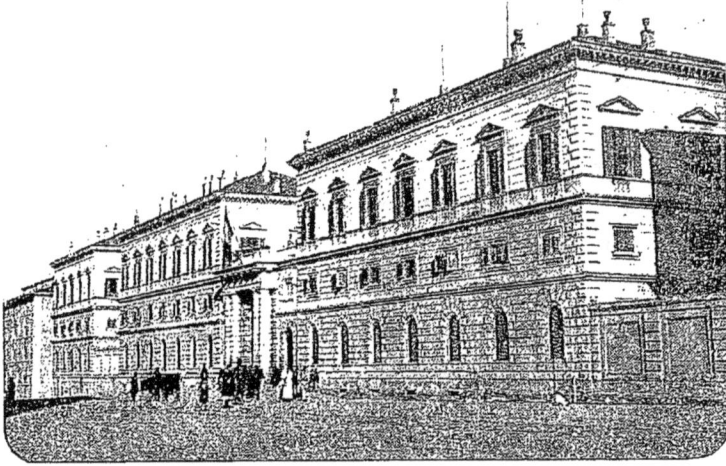

L'Hôpital militaire du Celio : *Façade*.

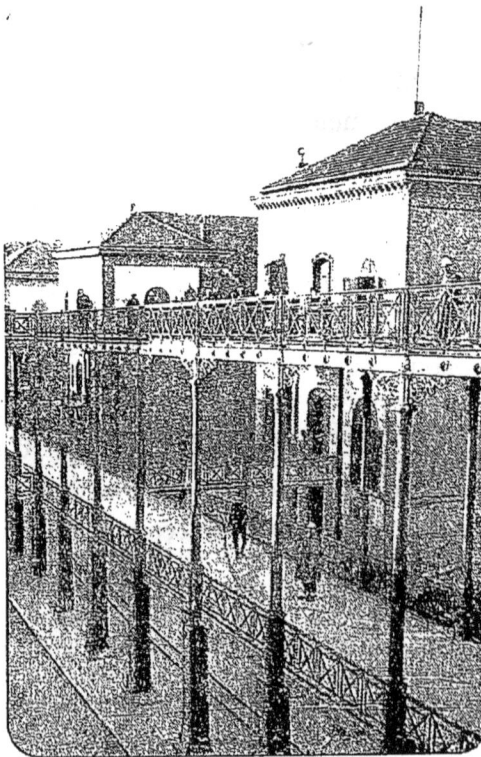

L'intérieur de l'Hôpital du Celio
*Remarquer les pavillons séparés et la disposition
de la galerie ouverte.*

une chambre pour l'anesthésie, une autre pour le lavage des mains et l'habillement des opérateurs.

Ajoutons à cela une salle pour la stérilisation, une salle de pansement, deux autres salles qui servent aux malades pendant les 24 ou 48 heures qui suivent l'opération.

Chaque chirurgien est autonome dans son service et peut y apporter ses modifications personnelles.

Dans la salle des blessures maxillo-faciales, je rencontrai un chirurgien qui parlait couramment le français, ayant été élève de Doyen pendant sept ans. Il avait en outre travaillé pour la France au début de la guerre, dans un hôpital complémentaire de Nice.

Dans le bâtiment principal se tiennent les services de bactériologie, d'urologie, de chimie, de mécanothérapie, de radiographie, d'électrothérapie et de dentisterie. Les laboratoires immaculés de blancheur, et tous les appareils en bon état, paraissent répondre aux plus strictes exigences de la science moderne.

La salle de mécanothérapie m'arrêta un instant. Comme les installations de cette sorte, selon la conception que nous en avions avant la guerre, elle ne contient que des instruments compliqués en noyer verni et en acier nickelé.

On n'y rencontre pas ces mille et un instruments improvisés, nés selon les besoins que, nous avons intro-duits dans nos salles semblables, où ils rendent à peu de frais, de si grands services.

La section de radiographie paraît remarquablement ins-tallée et est entre les mains d'un enthousiaste. Ma visite y aurait été longue si mon temps n'avait été aussi limité, tant ce confrère aimable m'intéressa par ses démonstrations.

Il fit devant moi la localisation d'un projectile dans la fosse iliaque droite, au moyen du compas muni à chacune de ses extrémités du petit cercle en acier qui détermine le rayon normal.

On me montra de nombreuses et intéressantes radiographies, parmi lesquelles une série parfaite de l'abdomen où l'estomac noirci au bismuth était parfaitement visible ainsi que les anses intestinales.

Ayant terminé la visite de l'hôpital proprement dit, on me conduisit à la section réservée aux tuberculeux. Il faut pour cela sortir du Celio (dont le mur de clôture est ici formé par des restes de l'ancien aqueduc). Après avoir traversé une rue, on se trouve dans un spacieux jardin au milieu duquel est le bâtiment. Ici les malades précoces ont leur diagnostic établi par la séroréaction, l'ophtalmoréaction et la radioscopie. Ils sont soignés ici peu de temps, cette section étant principalement un local de passage où les malades sont examinés, catalogués, et d'où on les dirige ensuite sur une des nombreuses stations climatériques. Néanmoins de grandes galeries vitrées sont en voie d'aménagement et les malades pourront y faire de la chaise longue aux rayons bienfaisants du soleil. On jouit ici d'une vue magnifique sur la campagne romaine.

L'ADDOLORATA

Après le Celio, mon guide me fit visiter quelques-uns des hôpitaux temporaires de Rome. Il me conduisit d'abord à l'Addolorata qui est presque contigu au Celio dont seulement une rue le sépare. Cet important bâtiment [1], composé d'une large façade que complètent deux ailes en retour, était avant la guerre un asile pour les vieillards (une aile est d'ailleurs restée réservée à cet usage). Le personnel soignant est français : ce sont des sœurs de Saint-Vincent de Paul qui, à la vue de mon uniforme français, me firent le plus chaleureux accueil.

Comme dans tous les bâtiments publics que j'ai visités, on pénètre ici dans un hall de vastes et imposantes proportions où le plafond très élevé est supporté par des colonnes en marbre, souvenir architectural de l'ancienne Rome du plus heureux effet.

Cet hôpital se compose en partie de très vastes pièces comportant plusieurs rangées de lits et de nombreuses chambres plus petites servant aux officiers qui sont hospitalisés en grand nombre à l'Addolorata. Les salles sont pavées en mosaïque et les murs sont peints en blanc.

(1) Construit en 1907.

Inutile de parler de la propreté qui règne scrupuleusement dans tous les hôpitaux que je visitai.

Les groupes chirurgicaux sont multiples et institués sur le modèle décrit à propos du Celio : salle d'opérations, salle pour le nettoyage des mains, salle d'anesthésie, salle de stérilisation et petites chambres pour nouveaux opérés.

A l'Addolorata, on ne soigne pas de spécialités ; l'établissement est réservé à la chirurgie générale.

Je dis adieu aux bonnes Sœurs que je quitte accompagné de leurs vœux pour le cher pays dont je représente, à leurs yeux, le symbole, et mon guide m'emmène de l'autre côté de Rome, à la caserne Regina Margherita.

L'HÔPITAL REGINA MARGHERITA

Cette caserne, transformée en hôpital, rappelle la disposition des nôtres. Un bâtiment quadrangulaire entourant une grande cour.

L'intérieur est bien conditionné. Les plafonds sont élevés et les chambres bien éclairées. On remarque que les escaliers sont en marbre blanc, ce qui surprendrait dans nos casernes, mais les Italiens ont le culte du marbre et l'emploient partout.

Les malades sont installés dans les chambrées qui ont été repeintes et reblanchies à cet effet. Cet hôpital contient aussi des blessés autrichiens. L'aménagement des salles qui leur sont affectées ne diffère en rien de celles des malades italiens.

Seulement, la présence d'une sentinelle au pied de l'escalier qui conduit à ces salles rappelle quelle est leur destination.

Je n'insisterai pas ici sur la description du groupe chirurgical qui, comme dans tous les hôpitaux que j'ai visités, correspond à la description que j'ai faite des salles du Celio.

J'eus la bonne fortune, en visitant l'hôpital Regina

Margherita, de m'y trouver pendant que le général Bonomo y faisait une inspection, et j'eus l'honneur de lui être présenté. Le général Bonomo est du service sanitaire et son grade correspondrait, chez nous, à celui de médecin inspecteur.

Je fais ici la remarque que, dans l'armée italienne, de même qu'en Angleterre, de même aussi qu'en Serbie, les médecins sont désignés par leur grade et non par des appellations obscures et prêtant à confusion, telles que celles qui persistent encore chez nous.

LE QUIRINAL (Palais du Roi)

Toute la partie officielle du Quirinal a été transformée en hôpital pour mutilés, — le roi a réservé les appartements privés pour sa famille, — quant à lui, il n'y fait que de courtes apparitions, étant toujours sur le front.

Passant devant les statues de Castor et Pollux (rapportées jadis de Grèce), nous pénétrons dans la cour d'honneur au milieu de laquelle une grande croix rouge invite les avions ennemis, si jamais ils s'aventurent jusqu'ici, à respecter les blessés.

Comme tous ceux qui ont visité le Quirinal, dont l'extérieur n'offre rien de remarquable, je suis frappé, en y entrant, par l'impression de richesse et de somptuosité que donne cette succession de salles magnifiques, aux murs et aux plafonds couverts de dorures et décorés de fresques admirables.

Le contraste paraît d'autant plus saisissant entre l'apparence de ces salles et leur destination actuelle.

Des toiles blanches ont été tendues tout autour des murs, à une hauteur de deux mètres, pour les garantir et les lits blancs sont rangés avec soin dans ce décor inaccoutumé.

La salle d'opérations improvisée, dont l'aménagement est d'ailleurs parfait, se trouve installée d'une façon particulièrement favorable au point de vue de l'éclairage, dans une galerie dont tout un côté est vitré.

Une grande salle, qu'on a divisée en petites cabines, est réservée aux douches.

Le commandant me fit remarquer que les magnifiques parquets en marquetterie se ressentent déjà beaucoup des marques de pieds, de béquilles et des lavages répétés auxquels ils ont été soumis depuis la guerre, et ce d'autant plus que les blessés qui marchent sont autorisés à mettre leurs gros brodequins, ce qui est vraiment bien dommage.

Je remarque qu'un grand nombre de fauteuils roulants, confectionnés d'après les derniers modèles, sont mis à la disposition des blessés des jambes.

Le Quirinal fut jadis un des palais des papes et, dans la grande salle d'honneur, on voit aux murs les armoiries de toutes les villes de l'ancienne Italie. Cette vaste salle est si grande que des cloisonnages ont été dressés pour la diviser en multiples salles. Ils n'ont que 3 mètres de hauteur et sont loin d'atteindre le plafond, qui est, ici, particulièrement beau.

LA POLYCLINIQUE

Mon guide avait réservé pour une excursion spéciale ce qui peut être considéré comme le plus beau groupe sanitaire de Rome : je veux parler de la Polyclinique (voir photo), en temps de paix, grand hôpital civil, où les étudiants en médecine parachèvent leur éducation. Pour le moment, l'élément civil a été réduit à son minimum et l'on y soigne surtout des blessés.

Située sur l'enceinte extérieure de Rome, face aux restes bien conservés des remparts d'Aurélien, la Polyclinique occupe un immense emplacement. Une cinquantaine de bâtiments séparés compose cet hôpital — le plus vaste que j'ai vu. — Ils sont tous réunis entre eux par des galeries ouvertes superposées, réduisant ainsi à son minimum toute chance de contagion. Chaque bâtiment est autonome, selon le principe déjà constaté au Celio, mais ici toutes les proportions sont bien plus considérables. Chaque groupe chirurgical possède sa salle d'opération, de pansement, de désinfection, d'étuvage, etc...

Toutes les spécialités sont représentées : opthalmologie, otorhinolaryngologie, etc.

Les principaux pavillons donnant sur la rue, dont ils sont séparés par une belle grille en fer forgé, sont réservés aux cliniques qui ne reçoivent, en temps de paix, que les cas les plus intéressants ou les plus typiques. De vastes jardins exotiques aux beaux palmiers, entourent et séparent les bâtiments.

L'édifice central sert aux réceptions, et dans le hall où nous pénétrâmes, au pied d'un monumental escalier en marbre, mon guide me fit remarquer une maquette qui représente tous les bâtiments et permet aux visiteurs d'avoir, en un coup d'œil, un aperçu sur cette agglomération considérable.

Le commandant m'invite à choisir, sur la maquette, le pavillon que je désire visiter.

C'était un pavillon destiné à la chirurgie et j'y retrouvai la disposition déjà mentionnée de salle d'opération, de pansement, etc., le tout avec dallage de mosaïque, murs ripolinés, absence d'angles. Les salles immenses sont éclairées par de grandes fenêtres. Tout ce que la science moderne a imaginé est ici mis en pratique et l'eau circule en abondance avec les chasses d'eau, le tout à l'égout, etc.

Une grande tour, placée au centre des bâtiments, ayant attiré mon attention, on m'explique que c'était la cheminée de la chaufferie, car tous les pavillons ont le chauffage central, — entre parenthèse fort dispendieux, me dit-on.

J'eus l'occasion, en visitant ce service, de rencontrer plusieurs infirmières qui me produisirent une impression des plus favorables par leur attitude à la fois digne et dégagée, aussi bien que par la netteté de leur uniforme. Elles me rappelaient les nurses anglaises des hôpitaux de Londres. Ayant demandé à l'une d'elles quelques détails sur sa profession, elle me dit avoir reçu son éducation d'infirmière à l'école que la reine Hélène a fondée et patronne et qui est instituée sur le modèle et d'après les principes des institutions analogues chez nos voisins d'outre-Manche.

Il me sera ici permis d'ouvrir une parenthèse et d'exprimer le vœu qu'après la guerre des sociétés se forment un peu partout dans chacune de nos grandes villes, pour créer des écoles de ce genre, où des jeunes filles et jeunes femmes de bonne famille puissent être éduquées comme infirmières. Cela existe en Angleterre, en Allemagne et, nous le voyons, en Italie aussi. Je ne vois pas pourquoi la France souffrirait d'une lacune de cette sorte, d'autant plus qu'après la guerre le service de la Croix-Rouge aura disposé à cette vocation un grand nombre de femmes, parmi lesquelles il n'y aura qu'à choisir.

Pour qu'une institution de ce genre réussisse, il faut qu'elle ne soit accessible qu'à des personnes soigneusement choisies et dont les services soient convenablement rémunérés.

Il est à souhaiter que cette profession, qui ne serait pas une des moins utiles, devienne abordable et désirable aux filles de notre meilleure société.

En quittant l'hôpital, le commandant Mendes [1] me fit remarquer sur la maquette du hall, les bâtiments les plus éloignés qui sont réservés aux étudiants pour les travaux d'anatomie et de pathologie.

Mon aimable cicérone me reconduisit ensuite chez moi où je pris congé de lui, enchanté de la courtoisie et de l'amabilité avec lesquelles — aidé par sa connaissance parfaite de notre langue — il m'avait guidé dans ces inté-

---

(1) Médecin-major de 1ʳᵉ classe.

ressantes visites, me renseignant abondamment sur tout ce qui réclamait une explication.

En lui exprimant ici de nouveau mes remerciements, je présente l'expression de ma gratitude au colonel [1] Francesco della Valle, directeur du Service de santé, auquel je suis redevable d'avoir un aperçu des principaux hôpitaux de Rome.

Je remercie les nombreux confrères italiens qui tous ont apporté la même courtoisie et l'empressement le plus aimable à me faire visiter leurs services et à me fournir toutes les explications désirables.

Partout j'ai constaté avec la connaissance courante du français, une réelle et sympathique admiration pour la France.

_____

(1) Médecin principal de 1re classe.

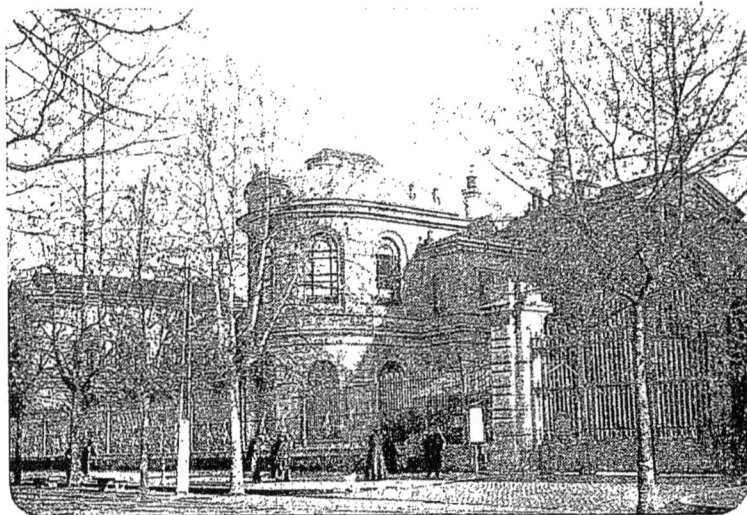

La Polyclinique : *Entrée principale*
A gauche, deux des pavillons.

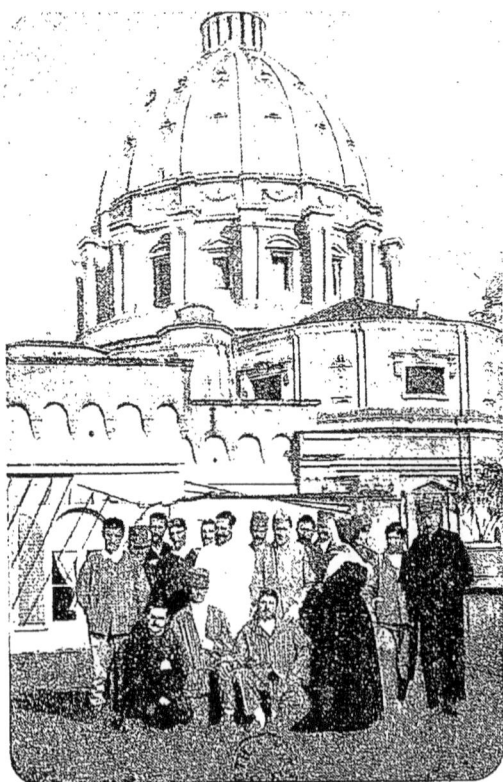

Terrasse de l'Hôpital français. — *Groupe de blessés*
Coupole de Saint-Pierre, au fond.

L'HÔPITAL FRANÇAIS

Connaissant maintenant les hôpitaux italiens, il me restait à faire une visite des plus intéressantes, celle de l'hôpital français pour les blessés italiens. Installé par les soins de Mme Barrère, la femme de notre distingué ambassadeur à Rome, cet hôpital contient 100 blessés italiens entretenus aux frais de la France, et cette œuvre semble l'expression pratique de l'amitié qui nous unit à la nation sœur et alliée.

Cet hôpital est installé dans un bâtiment situé à proximité du Vatican (voir photo) et dont une partie sert en temps de paix comme clinique chirurgicale.

Un beau jardin fait de cet hôpital un séjour des plus agréables pour les blessés. Ils jouissent en outre d'une terrasse, dont la vue est limitée d'un côté par la grandiose coupole de Saint-Pierre, tandis que de l'autre on découvre tout le panorama de la ville, qui s'étend au delà du Tibre.

Le personnel soignant est composé par des religieuses françaises de l'ordre de Saint-Charles. Comme les bonnes Sœurs de Saint-Vincent de Paul, elles firent au compatriote qui venait les visiter un charmant et chaleureux accueil, et le chirurgien italien, M. Ramoni, avec une amabilité des plus courtoises, me fit les honneurs de ses services.

La salle d'opération n'a pas eu à être improvisée, elle est conçue d'après les idées les plus modernes, ainsi que le laboratoire de radiographie qui y est adjoint.

L'hôpital possède déjà une superbe collection de radiographies de guerre.

A part ceux qui sont dans une grande salle commune, tous les autres blessés sont dans des pièces qui ne contiennent que quatre à six lits, ce qui permet d'isoler les cas les plus graves.

Je ne parlerai même pas de l'ordre et de la méticuleuse propreté dont j'ai déjà fait mention à propos des autres hôpitaux. Je tiens seulement à noter ici l'excellente et agréable impression que j'eus en visitant cet hôpital, où je constatai par les ovations enthousiastes que les blessés italiens firent à l'uniforme français le sentiment de gratitude et d'admiration qu'ils ressentaient pour la France.

Et je me permettrai de présenter ici à la bienfaisante créatrice de cette belle œuvre l'hommage respectueux d'un médecin militaire français.

Je termine ici le rapide compte rendu de ma visite aux hôpitaux de Rome.

Je ne les ai pas tous visités, et parmi ceux que je connais, j'ai dû me borner à ne décrire que ceux qui peuvent être considérés comme typiques de chaque genre.

Je ne parlerai donc même pas, bien que j'en sois tenté, des villas Aldobrendini et Mirafiori, hôpitaux réservés, l'un aux aveugles, l'autre, comme le Quirinal, aux mutilés, ni de la belle œuvre de rééducation qu'ils comportent.

De ce bref aperçu sur les formations sanitaires de la capitale italienne se dégagera, je crois, néanmoins suffisamment l'impression qu'étant conçues d'après les idées les plus nouvelles, leurs installations ne laissent rien à désirer, et que partout on retrouve le souci de mettre à la disposition des blessés de la guerre tout ce que la science a apporté de perfectionnement à la médecine et à la chirurgie moderne.

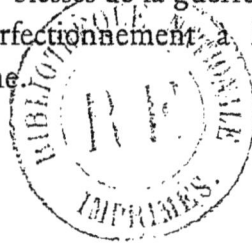

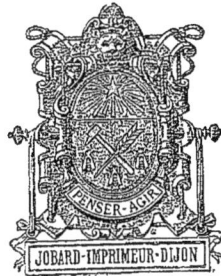

JOBARD·IMPRIMEUR·DIJON

www.ingramcontent.com/pod-product-compliance
Lightning Source LLC
Chambersburg PA
CBHW060500200326
41520CB00017B/4858